QUELQUES CONSIDÉRATIONS

HYGIÉNIQUES ET MÉDICALES

SUR

L'EMPLOI DES BAINS DE CALORIQUE SEC

AUTREMENT DITS

BAINS ROMAINS, IRLANDAIS OU TURCS

PAR

le Dr **H. LIPPERT,** à Nice

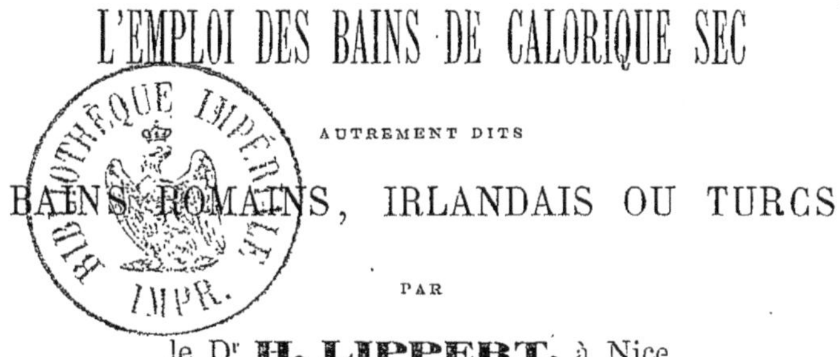

Ægrotos sano, Sanos recreo.
(Inscription de la Source de Teinach en Wurtemberg).

Cleanliness next to Godliness.
Lord Bacon.

Arak Taïeb.
(Que la transpiration vous donne la santé).
(Salut Turc).

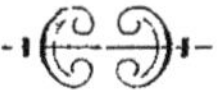

PARIS

F. SAVY, LIBRAIRE - EDITEUR

24, rue Hautefeuille

NICE

ÉTABLISSEMENT LITTÉRAIRE VISCONTI

Rue du Cours, 2

1869

INTRODUCTION

Les *bains d'air chaud*, sur lesquels nous nous propo-
sons de publier quelques notices physiologiques et thérapeutiques, jouissaient, parmi les populations orientales
de l'antiquité la plus reculée, d'une influence prépondé-
rante comme *institution hygiénique*. Le poète Homère,
en parlant des Phéniciens, en fait déjà mention, et parmi
les Égyptiens et les Chaldéens, ils jouaient un rôle
important.

Plus tard, les Grecs et les Romains rangèrent ces bains
au nombre de leurs institutions nationales et les dotèrent,
en partie, d'un luxe extrême. Entre autres, l'empereur
Antoninus Caracalla fit construire un tel bain avec 1600
siéges en marbre, l'empereur Dioclétien en fit établir un
second en contenant 3000 : le tout était ouvert gratuite-
ment à la population. A une certaine époque, fonc-
tionnaient seulement dans la ville de Rome 800 établissements analogues.

— 4 —

Il semble presque que le culte de la force physique ait
trouvé dans la création de ces θερμαί des Grecs, *Balnea*
des Romains, leur point culminant. On les utilisait en
même temps à l'usage de *gymnases*, de *lectures* et de
discours publics.

Lorsque, par suite de l'excès du luxe et de l'immoralité,
l'Empire Romain tomba en décadence, ces bains subirent
le même sort et seraient peut-être pour toujours restés
dans l'oubli, si les Turcs, en les trouvant à Constantinople, ne les eussent élevés au rang d'institution nationale, hygiénique et religieuse.

Néanmoins, cet abandon complet continua pendant de
longs siècles dans la partie centrale et occidentale de
l'Europe, où ces bains furent primitivement introduits par
les Phéniciens, puis par les Romains, jusqu'au moment
où un jeune Écossais, *David Urquhardt*, attaché à l'ambas-
sade britannique de Constantinople, les réhabilita en
Europe. Il construisit le premier bain turc en 1856 dans
l'établissement hydrothérapique du docteur Richard
Barter, à Saint Ann's Hill près de Cork, en Irlande.

Depuis ce temps, le chiffre de ces établissements s'est
accru d'une manière étonnante. Dans la Grande-Bretagne,
ils existent par centaines et l'affluence des baigneurs
compte par centaines de mille, témoin le *Great Hammam*
à Jermyn street, à Londres.

En Allemagne, le premier bain turc a été établi par
le docteur Luther, à Nudersdorf, près de Wittemberg,
en Prusse; le second, au bord du lac de Constance, à
Friedrichshafen, par les docteurs Haarer et Fischer.
C'est, de préférence, le royaume de Wurtemberg qui

possède des établissements semblables, par exemple à Wangen, Jsny, Ulm, Canstatt, etc. L'Allemagne du Nord et la Suisse ont imité, dans ces dernières années, l'exemple de l'Allemagne méridionale par de nombreux établissements de ce genre, dans lesquels le chiffre des baigneurs s'accroît de jour en jour.

C'est assurément un signe statistique des plus favorables, que, malgré l'augmentation continuelle de ces bains, néanmoins jusqu'à présent on ne connaît pas *un seul cas* où des accidents malheureux soient survenus sous l'influence *directe* d'un bain turc. Le docteur Barter, médecin très-consciencieux et expérimenté, qui a fondé cinq établissements de bains turcs en Irlande, qui soumet des milliers de malades à l'usage de ces bains, et qui applique cette méthode aussi bien à des enfants de deux mois qu'à des vieillards de quatre-vingt-dix ans, rapporte des guérisons innombrables obtenues par ce moyen, mais affirme qu'il n'a jamais observé, par suite de leur emploi, aucun accident grave.

Les anciens employaient les bains turcs de préférence comme moyen *hygiénique*, tandis que nous nous en servons de préférence comme méthode *thérapeutique*. L'observation impartiale nous fait espérer que, aussi bien au point de vue hygiénique que thérapeutique et surtout comme *préventifs*, ces bains sont appelés à devenir sous peu un des plus précieux auxiliaires de la médecine.

QUELQUES CONSIDÉRATIONS

HYGIÉNIQUES ET MÉDICALES

SUR

L'EMPLOI DES BAINS DE CALORIQUE SEC

AUTREMENT DITS

BAINS ROMAINS, IRLANDAIS OU TURCS

Les bains turcs agissent de préférence comme modificateurs et altérants sur les fonctions de la *peau*. La peau joue un rôle important dans le mouvement vital de notre organisme. Elle constitue le *régulateur* de la *chaleur* animale, elle agit comme organe *excréteur d'acide carbonique* et de quelques *sels* importants contenus dans le sang, et facilite par cela les fonctions des organes respiratoires et urinaires ; elle exerce enfin une importance marquée sur la conservation de la vie, en *absorbant* directement de *l'oxygène* de l'air ambiant. C'est pourquoi on comprend aisément qu'un grand nombre de maladies provient d'une suppression des fonctions cutanées. C'est donc un des problèmes essentiels de l'hygiène, de fortifier le tissu de la peau dans un degré tel, qu'on puisse opposer aux variations incessantes de la température et de l'humidité de l'air une résistance suffisante. La respiration par la peau s'effectue par de nombreuses petites glandes sudorifères et par le réseau des petits vaisseaux capillaires qui les entourent. D'après le calcul de l'anatomiste allemand M. Krause, l'homme possède à peu près deux millions et demi de ces glandes sudorifères et l'étendue considérable, qu'elles occupent sur la surface dé notre corps explique en partie l'importance de la transpiration cutanée. Le front et la région axillaire sont le siége de la transpiration la plus abondante. Il est prouvé qu'on peut perdre par la transpiration pendant un séjour de deux heures seulement dans une étuve remplie d'air chaud jusqu'à 2500 grammes de liquide. Cette sécrétion d'eau de la part de notre organisme, qu'elle s'effectue sous forme de vapeurs insensibles (*perspiratio insensibilis*) ou sous forme liquide (*transpiratio*) constitue la fonction la plus importante de la peau. Celle-ci devient précisément, par cette grande élimination de liquides, le régulateur de la chaleur animale, puisqu'il faut enlever à l'organisme une quantité de chaleur correspondant au degré d'évaporation. Ce phénomène explique, d'un côté, l'effet calmant de la transpiration ; de l'autre, le danger d'une suppression immédiate des fonctions de la peau.

La transpiration, douée d'une réaction alcaline chez les herbivores, est généralement *acide* chez les *carnivores* et chez *l'homme ;* toutefois, elle change de caractère chimique par une durée trop prolongée. Elle est acide au commencement, par suite d'un mélange d'acides organiques gras (*butyrique, caprique,* etc.) ; peu à peu, elle devient neutre et finit par être alcaline, ne contenant presque plus de mélanges organiques à la fin.

La *sueur* se rapproche, en partie, des produits de la *respi-*

ration. Analogue au poumon, la peau absorbe de l'air ambiant de l'oxygène, en exhalant des vapeurs d'eau saturées d'acide carbonique. Cependant, cette respiration d'oxygène par la peau n'a pas la même importance pour l'entretien de la vie que l'exhalation d'acide carbonique par la respiration pulmonaire; la première ne s'élève pas au délà de 3 à 9 grammes d'acide carbonique dans les 24 heures, tandis que la seconde dépasse 100 à 300 fois cette proportion.

D'autre part, la transpiration se rapproche des produits excrétés *par les reins;* car, de même que les urines, elle contient des sels, principalement de chlorure de sodium, lequel est un des sels importants du sang. Pour ce motif, les transpirations abondantes diminuent considérablement la proportion du chlorure de sodium dans les urines.

A en juger d'après la conformation de notre peau, l'homme semble primitivement destiné pour un climat chaud. En effet, l'état de santé est incompatible avec un abaissement de la température de notre organisme inférieur à 24° centigrades; elle doit être maintenue plutôt à 37° centigrades comme température normale. Comme, d'un côté, la peau humaine est un trop bon conducteur du calorique, pour conserver cette température constante dans un climat froid, et comme, d'autre part, chaque mouvement de l'air augmente encore la perte de notre calorique, l'homme qui, à l'opposé des autres animaux, est privé d'un enduit mauvais conducteur, tel que poils, plumes, etc., est contraint de se couvrir d'une seconde peau artificielle, représentée par les vêtements. Ils neutralisent l'effet du mouvement de l'air et modifient, selon leurs qualités physiques, la perte continuelle de chaleur que notre corps subit.

L'état de notre santé dépend principalement du degré de perfection par lequel le mouvement vital et l'échange organique s'effectue. Si par suite d'influences atmosphériques ou de relâchement du tissu de la peau, la circulation du sang dans ses vaisseaux capillaires devient défectueuse, ses excrétions carbonatées et azotées sont retenus et il se produira des congestions vers les organes internes. C'est ce qui s'observe surtout en hiver et dans les grandes villes, où on paralyse les fonctions de la peau par le défaut de mouvement, l'usage de vêtements trop chauds, de fourrures, de plumeaux, de chambres trop chauffées, tandis qu'on augmente encore les congestions internes par une nourriture trop chaude et par l'abus de thés, tisanes et boissons échauffantes. Cette perturbation continuelle dans la circulation de la peau donne lieu à des modifications dans la composition du sang, à des dérangements des organes respiratoires, tels que catarrhes, bronchites, asthmes, etc., à des hypérémies du foie et à des désordres dans la sécrétion biliaire. A la longue, les reins s'affectent sous l'influence d'un travail éliminatoire excessif; ils sont atteints de catarrhe; le poids spécifique des urines augmente; elles se troublent et se chargent de mucosités. Les produits excrétoires, retenus de la sorte dans le sang, troublent l'harmonie et l'équilibre de la nutrition.

On peut prétendre, sans exagération, *qu'il n'existe aucun moyen plus puissant et plus sûr* que les *bains turcs* pour *restituer* à la *peau* son *état physiologique*, fortifier sa tonicité et la rendre en même temps insensible contre les variations de la température extérieure. En soumettant la peau à l'influence de l'air chaud, ses téguments subissent une expansion, ses vaisseaux capillaires se dilatent et ses glandes sudoripares secrétent abondamment. Cette exagération des fonctions exhalantes produit une élimination plus complète des principes usés du corps. En faisant succéder à la chaleur des superfusions, des douches froides, du savonnage et massage, et en exposant finalement le corps dans une chambre de repos à l'influence de l'air frais, le réseau capillaire de la peau se contracte plus vigoureusement et son état physiologique se rétablit.

La physique nous apprend qu'un courant électrique s'établit partout où des températures différentes tendent à se neutraliser, et que ces courants thermo-électriques agissent d'une manière vivifiante sur les fonctions du système nerveux, spécialement du nerf grand sympathique, en augmentant l'électricité animale, de laquelle dépend l'énergie de son action. Ainsi, le bain turc agit, d'un côté, comme dépuratif du sang, en stimulant les fonctions de la peau, en augmentant les sécrétions, en dérivant les congestions internes, et, d'autre part, en activant et vivifiant les fonctions du système nerveux par la production de l'électricité animale. La respiration et les mouvements du cœur deviennent plus actifs, le sang veineux se régénère plus parfaitement ; par conséquent, la quantité des globules du sang augmente, le système musculaire devient plus vigoureux et il en résulte un accroissement considérable de la nutrition de l'organisme.

Nous comprendrons plus facilement l'influence des bains turcs sur notre organisme, en la contrôlant par l'expérimentation physiologique de *l'effet des températures élevées sur le corps humain*. On sait que la température normale de l'homme se maintient avec de légères variations dans une moyenne de 37° C. Sa source est la circulation et l'oxydation du sang. Mais le corps humain ne possède nullement un pouvoir de résistance illimité contre l'influence de la température extérieure.

Des *froids excessifs* anéantissent la vie, en ralentissant la fréquence des contractions du cœur, en produisant une fatigue invincible et le dépérissement des fonctions cérébrales par suite d'anémie du cerveau.

D'autre part, des *degrés excessifs de chaleur* peuvent amener le même résultat mortel, s'ils ont pour effet d'élever la
température de notre organisme au dessus de 45° C.; mais,
pour cela, il ne suffit pas que l'air ambiant ait une température très-élevée, *il faut encore qu'il soit saturé de vapeurs
d'eau*. Le premier effet de la chaleur est une exagération de
toutes les fonctions organiques, spécialement de l'irritabilité
nerveuse. Peu à peu se forme une coagulation des matières
albumineuses, *de la myosine,* et alors les nerfs, les muscles,
les corpuscules du sang et les cellules glandulaires se morti-
fient; en dernier lieu, la mort survient précédée d'une fatigue
invincible, de spasmes, d'assoupissement et de côma.

On observe un résultat complétement différent, si l'on
expose le corps humain à une température très-élevée *dans
l'air sec, ainsi que cela se rencontre dans les étuves d'un bain
turc.* En séjournant longtemps dans un milieu d'air sec
chauffé à 80° C., on ressent d'abord une légère démangeaison
dans le mamelon, les paupières et les narines, puis le pouls
s'accélère, la peau rougit ; il survient un peu de céphalalgie et
une legère gêne de la respiration. Les vaisseaux capillaires de
la peau se dilatent, leur température s'accroît, et cette turge-
scence produit une évaporation plus forte, qui se termine par
une abondante sueur. Dès que cette transpiration s'est effec-
tuée, tout danger de congestion interne, spécialement vers la
tête, est dissipé, et on peut continuer à s'exposer sans le moindre danger à une température de 80° C. L'évaporation de la
peau enlève à l'organisme une telle quantité de chaleur, que,
même durant un séjour prolongé, sa température ne s'augmente pas au-delà de 1° C. Seulement, il faut que l'air
chauffé ne soit pas seulement sec, mais aussi convenablement
ventilé, en y introduisant de temps à autre des courants d'air
frais. La peau absorbe alors une quantité considérable d'oxy-

gène, la respiration s'effectue beaucoup plus facilement et les mouvements exagérés du cœur se calment.

La différence de l'influence entre l'air chaud sec et l'air saturé de vapeurs d'eau nous explique *la différence entre les bains turcs et russes*. Nous verrons qu'elle est tout à l'avantage des premiers.

En général, la température d'une couche d'air est d'autant mieux supportée, que l'air est plus léger ; c'est pourquoi on se sent beaucoup plus à son aise dans l'air chaud et sec, mais transparent, du bain turc, que dans l'air épais, saturé de vapeurs d'eau, du bain russe. En conséquence, on tolère plus facilement l'élévation de température de l'air sec que de l'air humide.

Dans le bain turc, les couches d'épiderme mortifiée se détachent plus facilement, l'absorption d'oxygène par la peau augmente, la respiration reste plus légère et la peau conserve sa fraîcheur.

Dans le bain russe, au contraire, les vapeurs d'eau donnent plutôt de l'oppression en se déposant sur la surface du corps : c'est pourquoi on ne peut rester longtemps, sans inconvénient, dans un bain russe de 50° C. et il y aurait même à cela un vrai danger pour les personnes atteintes d'une maladie des poumons ou du cœur. Par suite du faible degré d'évaporation, la température du corps s'accroît considérablement dans le bain russe ; elle augmente, au contraire, très-peu dans la chaleur beaucoup plus élevée du bain turc, à cause de la forte évaporation que subit la peau. Par suite de cette évaporation, la perte du poids de notre corps est beaucoup plus considérable dans le bain turc, puisqu'il exerce une action plus puissante sur l'échange organique. Enfin, la peau est plus relâchée par le bain russe, plus tonifiée par le bain turc, ce qui fait qu'on se refroidit moins après le dernier, quoique tous les deux se terminent également par l'emploi de douches froides.

Malgré cela, les bains russes, qui jouissent d'une très-grande vogue dans l'hygiène nationale de la Russie, sont de beaucoup préférables aux bains chauds ordinaires, qui relâchent encore plus la peau et dont l'abus, pendant l'hiver, dispose fort aux refroidissements.

On entend souvent répéter que, pour stimuler les fonctions de la peau, l'*hydrothérapie* offre plus d'avantages que les bains turcs, par la raison qu'elle agit soit comme sudorifique, soit comme tonique, selon la manière dont on l'emploie.

Sans doute, l'hydrothérapie offre des avantages immenses et son influence thérapeutique est des plus salutaires, mais les bains turcs sont eux-mêmes une forme de l'hydrothérapie. En exposant l'organisme alternativement à l'influence de l'eau froide et de l'air chaud, le bain turc détermine spontanément, sans le concours actif de l'organisme, une *réaction* complète, si nécessaire à la réussite de l'hydrothérapie, et exige, par conséquent, des efforts beaucoup moins violents de la part des organismes affaiblis, ce qui est important dans le traitement des constitutions détériorées. D'autre part, le bain turc n'agit pas seulement, ainsi que l'hydrothérapie, comme tonique pour la peau, mais encore à un plus haut degré comme un véritable dépuratif, en soustrayant à l'organisme une quantité considérable de matières usées, sans produire une excitation notable de la circulation.

Beaucoup, médecins ou non, soutiennent, que les bains turcs, quoique salutaires d'un côté, sont cependant une médication trop énergique pour des constitutions affaiblies. La température élevée de ces bains produit, suivant eux, des congestions sanguines vers la tête et le cœur. Les transpirations excessives qui en résultent fatiguent trop les poumons

et enlèvent une quantité trop considérable de force vitale à
l'organisme, s'appuyant sur ce que la perte du poids du corps,
après un bain turc prolongé, peut s'élever de 2 à 5 livres.
Nous opposons à ces assertions que, dès que la transpiration
commence, tout danger de congestions internes disparaît, car
la surexcitation de la circulation capillaire de la peau agit contre
elles comme un dérivatif des plus puissants. Quant à la perte
du poids en question, cet argument est parfaitement exact, mais
elle se récupère promptement sous l'influence d'une alimentation plus complète, déterminée par une augmentation considérable de la soif et de l'appetit. Du reste, cette perte a lieu
sans le moindre mouvement fébrile, et comme elle ne consiste
exclusivement qu'en eau et en produits excrémentiels, qui
n'ont plus la moindre valeur pour la nutrition, elle produit,
au lieu d'un affaiblissement, plutôt une sensation marquée
de bien-être et de force. L'accroissement de la force musculaire
après l'usage d'un bain turc est très-connu. Après des mar-
ches forcées, des ascensions pénibles, aucun moyen n'est plus
prompt et plus efficace que ces bains pour dissiper les suites
de la fatigue. Aussi depuis longtemps ces bains servent-ils en
Angleterre pour augmenter l'énergie musculaire des chevaux
de course.

Enfin, l'expérience contredit de la manière la plus formelle
la crainte de l'emploi des bains turcs. Il est vraiment étonnant
à remarquer avec quelle rapidité ces bains se sont ré-
pandus dans presque toute l'Europe depuis l'année 1856,
où M. Urquhardt fit construire le premier bain de ce genre en
Irlande. Et ces résultats favorables, concernant leur efficacité,
nous parviennent de différents pays, tant en Allemagne
qu'en Suisse et en Angleterre.

Néanmoins, il ne faut pas envisager avec un enthousiasme
trop exagéré les bains turcs comme un remède universel. Ils

sont nuisibles dans les cas de désorganisations trop avancées, tuberculose, cancer, etc. Leur influence sur l'équilibre du mouvement vital est trop puissante, pour convenir à des malades dont les forces vitales ont subi un affaiblissement trop considérable. Ils doivent être proscrits dans les ramollissements du cerveau, de la moëlle épinière, dans les affections organiques du cœur, les anévrismes, les prédispositions apoplectiques et les hémoptysies répétéés.

Passons maintenant à la *description des bains* et *traitons la manière de s'en servir*. Nous disons en passant, que les *balnea* des Romains, θερμαι des Grecs, *Kamam* des Arabes, *Hammam* des Turcs, sont presque identiques quant à leur construction intérieure, tandis que les *bains irlandais* en diffèrent avantageusement par une ventilation plus complète du Calidarium et par une plus grande sécheresse de l'air.

Il existe des bains turcs sur une petite échelle pour un usage tout à fait particulier, et d'autres sur une plus grande échelle pour un usage général ou public. Les derniers méritent la préférence, car il s'y établit ordinairement une conversation très-animée, qui fait passer plus vite et plus agréablement la période de deux heures que le bain exige.

On peut établir un bain turc en cas de besoin, où les fonds manquent, avec des frais relativement minimes et son entretien exige peu de dépenses. Si l'on ne peut acquérir un terrain spécial, il est facile de construire un bain turc dans le rez-de-chaussée de chaque maison habitée.

Chaque établissement est divisé en deux grands compartiments : l'un, le *frigidarium* des Romains, *mustaby* des Turcs, comprend les chambres froides ; l'autre, le *calidarium* des Romains, comprend les chambres chaudes.

Dans le *vestibule* le baigneur se déshabille et s'entoure du costume du bain, qui consiste tout simplement en un tablier en toile, qu'on attache avec quelques rubans autour des hanches, le *précinctorium* des Romains. On peut aussi se couvrir la tête d'un turban en toile et entourer les épaules avec un simple essuie-main. Pour ne pas humecter ou salir le sol, on met des pantoufles en bois.

De là, on entre dans un compartiment chauffé à 35 jusqu'à 45° centigrades, le *tepidarium* des Romains, *beitowal* des Turcs. Ici, on séjourne 10 à 15 minutes, pour préparer la peau à la sortie de la transpiration. On trouve en beaucoup d'établissements ce salon dans une demi-obscurité, ne recevant la lumière que par quelques vitraux coloriés placés en haut. Ceci a pour but de calmer le système nerveux et amener un effet plus complet des opérations ultérieures du bain.

De cette chambre, on passe dans une autre chauffée de 55 à 65° centigrades, le *sudatorium* des Romains, *hararah* des Turcs. Il faut que l'atmosphère de cette chambre soit tout à fait exempte de vapeurs d'eau et suffisamment ventilée. Si ces deux conditions existent, le baigneur obtient beaucoup plus facilement une transpiration complète et conserve à la surface de sa peau une sensation de fraîcheur à la fois agréable et salutaire. D'autre part, la peau absorbe de l'oxygène dans une proportion plus élevée, ce qui empêche toute congestion vers les poumons et le cœur. Les bains irlandais du docteur Barter remplissent les conditions ci-dessus mentionnées, tandis que, chez les Turcs, les superfusions froides ont lieu dans le *sudatorium* même, ce qui remplit l'atmosphère de cette chambre de vapeurs d'eau. Pour empêcher chaque sensation d'oppression, le *sudatorium* doit être construit en forme de coupole; enfin, pour éviter toute trace d'évaporation nuisible, son ameublement doit être exclusivement composé de meubles en bois ou en paille.

Dans quelques établissements, on trouve encore, à côté du

sudatorium, le *laconicum*, petit cabinet chauffé de 80 à 90°
centigrades, à l'usage des baigneurs, qui exigent une chaleur
plus élevée pour arriver à une transpiration abondante.

Il y a *deux systèmes de chauffage* pour un bain turc. Dans
l'un, *système de chauffage du parquet ;* on chauffe les différents compartiments du bain par des appareils de chauffage
construits dans le souterrain : l'air chaud monte alors par
des ouvertures, dont le parquet est percé et qui se trouvent
au-dessous des différents divans, siéges ou fauteuils, où les
malades reposent. Dans l'autre, *système du calorique rayonnant*, le chauffage se fait tout simplement par un grand poèle
en fonte, de forme cylindrique, construit dans l'étuve même.
De ce poèle sort, en descendant dans la direction du sol, un
tuyau en fer, très-large au commencement et se retrécis-
sant peu à peu. Ce tuyau entoure dans le niveau du parquet
toutes les parois du *sudatorium*, et se perd enfin dans une
cheminée. Le baigneur peut exposer les parties malades à
l'influence directe du calorique rayonnant, sortant de ce
poèle, chauffé à rouge, ce qui, selon M. Urquhardt, excite
d'une manière spéciale le système nerveux, favorise l'évaporation et la transpiration et facilite l'excrétion des matières
volatiles.

Le baigneur séjourne dans le *sudatorium* de 40 à 60 minutes ; il entre alors dans le *lavacrum* ou *cella media* des
Romains, petit cabinet séparé, où on le soumet aux frictions,
massage et savonnage. Après cela, on verse alternativement
sur lui de l'eau chaude et froide ; finalement, on le soumet à
la douche et à la pluie froide.

On trouve dans quelques établissements encore, en dehors de
la douche froide, une piscine en marbre ou chaux hydraulique
et remplie d'eau froide, *piscinum* des Romains. Le baigneur
y entre pour quelques minutes, en s'y agitant vivement.

Pour les *frictions*, on se sert de gants en peau de chamois ; cette opération sert à éloigner de l'épiderme les parties morti- fiées et collantes de la peau. Les Romains se servaient, pour le même but, du *strigil*, sorte de grattoir en fer.

Quant au *massage*, que les Anglais désignent sous le nom de *shampooing*, il doit être exécuté, analogue à la gymnastique suédoise, d'après les règles de l'anatomie et de la physiologie.

Dans les différentes manipulations dont se compose le massage, les pressions, les frictions et les battements, il faut suivre la direction des muscles et des nerfs, et ne pas négliger la conformation anatomique des articulations. L'effet du massage n'est pas seulement mécanique, mais vivifiant pour les fonctions de la peau, stimulant pour la circulation et l'innervation, en produisant une action électrique sur le système du nerf grand sympathique. En activant l'absorption des vaisseaux lymphatiques, il exerce en même temps une influence salutaire sur les organes digestifs.

Le baigneur, après avoir passé par ces différentes manipulations, est frotté fortement avec des serviettes en toile grossière, on l'entoure légèrement d'un drap de lit et il entre dans cet état dans la *chambre de repos*, dont les fenêtres sont ouvertes. Il s'y étend sur un divan jusqu'au rafraîchissement complet de sa peau et au rétablissement parfait du calme de sa circulation. Chez les Romains, le siége, sur lequel on se reposait, portait la forme d'un W. On le désignait sous le nom *duretum*.

Comme par suite du bain turc, la réaction de la peau est considérablement augmentée, on ne risque aucun refroidissement pendant tout le temps de cette évaporation. Si la peau est complètement rentrée dans l'état normal, on se rend dans le *vestiaire*, on s'y habille et on prend, si le besoin se fait sentir, quelques aliments ou boissons.

Ce *repas final* complète le cercle des diverses opérations qui composent le bain turc.

Correspondant à l'individualité du baigneur, on observera des *variations dans l'effet balnéaire*, qui exigent en partie une correction. C'est toujours prudent de prendre les premiers bains si courts que possible pour habituer l'organisme à l'impression, que l'influence d'une température si élevée exerce sur le système nerveux; ordinairement, cette excitation nerveuse s'efface très-vite. En cas qu'on ressente une legère oppression dans l'étuve, on fera bien de rentrer pour quelques minutes au vestiaire ou à la chambre de repos, pour respirer un peu d'air frais; cette oppression, du reste, ne se fera guère sentir, si le sudatorium est suffisamment ventilé. Quelques personnes préfèrent la position horizontale pendant la transpiration, d'autres se sentent plus à leur aise étant assises. Si la transpiration tarde à venir, on fera boire quelques verres d'eau ou de tisane de tilleul; on frottera le corps avec une flanelle grossière ou des gants en crin, on prescrira des ablutions avec de l'eau tiède coupée avec du vinaigre. Si les malades sont disposés aux congestions cérébrales ou aux migraines, ils doivent humecter leur tête avant d'entrer dans le bain; si leurs pieds ne se réchauffent pas, on les soumet à des frictions fortes avec de l'eau froide. Prendre quelque boisson pendant le bain est toujours utile, car l'abondance de la transpiration a pour conséquence forcée un accroissement de la densité du sang et un dessèchement des secrétions muqueuses des poumons et des intestins. L'eau fraîche constitue pour ce cas toujours la boisson la plus simple et la plus convenable, mais on peut utiliser de même avec avantage les eaux minéralés, par exemple, l'eau de Vichy, de Vals et autres, qui, prises même en grande quantité, s'y digèrent facilement. En Turquie, c'est l'usage de boire après le bain du café noir : c'est tout à fait rationnel, car le café agit comme tonique sur les nerfs. Si l'appétit se réveille fortement, on fera bien de manger un beafsteak ou une côtelette.

Dans les considérations précédentes, nous avons essayé de faire comprendre l'influence puissante que le bain turc exerce comme fortifiant sur l'action de la peau, comme stimulant sur le mouvement vital ; il nous reste une revue critique et concise *des principales formes de maladies, dans lesquelles on est autorisé de s'attendre, par l'usage des bains d'air chaud, soit à une amélioration, soit à un rétablissement complet de la santé.*

C'est par préférence comme *agent hygiénique* que les bains turcs jouissaient parmi les populations de l'antiquité d'une considération universelle ; les Mahométans s'administraient régulièrement un bain par semaine, tandis que les Romains en abusaient presque par la fréquence de leur emploi. Si, sans contredit, c'est un des plus importants problèmes de l'hygiène *de fortifier la peau*, le bain turc correspond d'une manière puissante à cette tâche, et devient, par conséquent, un préservatif d'une haute valeur contre les réfroidissements, catarrhes et rhumatismes. L'expérience a prouvé que, dans les contrées, où le bain turc entre dans les habitudes nationales, les maladies citées ainsi que la goutte, apparaissent dans une proportion plus faible.

Un autre avantage des bains consiste à ce qu'ils servent à accoutumer les populations à une propreté plus complète et minutieuse, et *la propreté*, dit lord Bacon avec beaucoup de justesse, se rapproche le plus de *la religion* (Cleanliness next to godliness). C'est pourquoi ces bains exercent une influence salutaire sur la morale publique. Ce n'est que dans le bain turc qu'on nettoye sa peau d'une manière approfondie et radicale, qu'on la débarrasse des parties graisseuses et de l'ancienne épiderme collante. En outre, l'usage continuel de ces bains produit un dégoût irrésistible contre l'excès des boissons spiritueuses : les ivrognes qui s'en servent renoncent spontanément à ce vice dégradant. Ces bains forment de même pour les dames un préservatif efficace à la conservation de l'élasticité et de la fraîcheur de la peau, tandis que la mode et la vogue détruit la vitalité de cet organe par une foule de produits et d'articles de toilette nuisibles.

S'il s'agit seulement de fortifier et de tonifier la peau, des bains de courte durée suffisent; s'il faut modifier d'une manière plus complète le mouvement vital, s'il faut délivrer la peau des produits excrétoires morbides, des bains prolongés sont nécessaires.

Une telle régénération du sang est de première nécessité dans les *maladies chroniques*, où ce liquide vital se trouve surchargé de produits morbides. La civilisation progressive, l'hérédité et d'autres raisons variées ont favorisé le développement des maladies chroniques à un tel degré, qu'il n'y a guère un individu qui passe par la vie sans tomber victime d'une lésion chronique quelconque. La force médicatrice de la nature reste malheureusement dans la plupart des cas de ce genre insuffisante. Il faut donc, pour une amélioration réelle et durable, un traitement médical et pharmaceutique ; mais le bain turc devient un puissant *auxiliaire* de ce traitement, en éliminant du sang les produits usés, en l'imprégnant plus complétement avec l'oxygène. Comme ces bains augmentent la sensibilité réactive du corps, le traitement médical, combiné avec leur emploi, peut se maintenir dans des doses très-faibles, ce qui constitue encore un avantage important pour l'organisme.

C'est surtout dans les *maladies chroniques de la peau* que l'efficacité des bains turcs se prononce le plus. Ces maladies dérivent en partie d'un mouvement vital défectueux, en partie de la suppression subite d'une transpiration locale ou d'une altération morbide du tissu de la peau.

Le bain turc correspond à toutes les indications thérapeutiques qu'exige cet état morbide, en activant l'échange organique, en provoquant les transpirations supprimées, en modifiant les altérations anatomiques de la peau. L'effet salutaire des bains se reconnaît le plus *dans les affections sèches et squameuses de la peau, l'eccema, le pithyriasis, le psoriasis, l'ichthyosis*. Néanmoins, on observe de même leur influence salubre *dans les dermatoses avec une sécrétion humide, puriforme*, soit vésiculeuse, pustuleuse ou ulcéreuse. ainsi que dans la *foronculose*.

Dans des cas de *plaies* ou de *brûlures* d'une grande étendue, qui amènent si souvent la mort par suite d'une suppression des fonctions de la peau, le séjour prolongé dans le bain devient souvent l'unique remède pour sauver la vie. En augmentant la faculté sécrétoire des parties intactes de la peau, les congestions sont détournées des organes internes et le contact prolongé de l'air chaud favorise la guérison des plaies.

Ajoutons encore que, dans les nombreuses *affections lymphatiques* et *scrofuleuses*, ainsi que dans les *altérations des articulations* et des *os*, la *carie* et la *nécrose*, la combinaison d'un traitement local avec l'emploi des bains turcs donne parfois des résultats surprenants.

Un établissement de ces bains, construit dans les vallées humides et obscures des hautes montagnes, où le *goître* et le *crétinisme* régnent, exercerait une influence préventive des plus salutaires.

Dans toute sorte de *tumeurs bénignes*, soit du sein, soit d'autres organes riches en tissu glandulaire, on sera pareillement satisfait du résultat du bain.

L'efficacité des bains est non moins prononcée dans les

maladies qui dépendent d'un *refroidissement*, suite du changement de température où d'un froid humide. Ainsi, un bain turc, pris à temps, guèrit instantanément le *rhume* et empêche qu'il dégenère en grippe ou fièvre catarrhale.

Dans les affections chroniques de la *muqueuse nasale*, l'*ozoena*, qui s'accompagne souvent d'une odeur fétide, le bain corrige quelquefois cet état si réfractaire aux traitements, en dégonflant la muqueuse malade. Les résultats des bains ne sont pas moins favorables dans *l'obstruction* des *cavités frontales, nasales* et de la *trompe d'Eustache*, dépendants d'un rhume négligé, qui provoquent souvent une surdité opiniâtre. Dans l'*angine habituelle*, dans l'*hypertrophie* et les *abcès des amygdales,* dans la *pharyngite granuleuse*, on arrive à des résultats non moins satisfaisants ; mais il faut combiner l'action des bains avec des applications astringentes locales.

C'est un fait constaté que toutes les *affections granuleuses des muqueuses* se modifient favorablement par une stimulation énergique de la peau, comme elles dépendent habituellement d'un principe herpétique des téguments. C'est ce qui a eu lieu par l'emploi répété des bains turcs.

Dans le *rhumatisme* et dans ses variétés multiples, soit qu'il se localise sur les muscles, les nerfs ou les articulations, les bains turcs donnent des résultats surprenants. Néanmoins, des cas invétérés exigent une cure prolongée de bains. De toutes ces affections, le *rhumatisme noueux, rheumarthritis,* résiste le plus opiniâtrement au traitement balnéaire indiqué.

Ces bains modifient aussi favorablement la *goutte*. Ils augmentent considérablement la sécrétion d'acide urique et aident à corriger l'action chimique vicieuse, qui produit cette maladie. En expulsant l'acide urique, ils favorisent aussi la résorption des dépôts goutteux et calment les douleurs névralgiques, qui accompagnent cette affection.

L'influence prononcée des bains turcs sur l'excrétion des produits morbides en font une méthode de traitement très-active dans la *Syphilis constitutionnelle* et les *empoisonnements métalliques,* de préférence ceux qui résultent de l'abus du *mercure,* du *jode* et du *plomb.* Ils diminuent, dans ces cas, le tremblement des membres, et augmentent simultanément le passage des métaux dans les urines.

L'expérience prouve qu'une température très-élevée *détruit les matières contagieuses.* Qu'on essaye donc ces bains à une température de 80 à 90° si, après un contact forcé avec des *maladies contagieuses,* le typhus, la diphthérie, la petite vérole, on éprouve des frissons violents comme premier signe d'une *infection,* il y a chance de faire avorter la contagion.

Nous conseillons, de même, ce traitement aux médecins *blessés à la suite d'une autopsie,* aux personnes *piquées* par des *animaux vénimeux.*

Dans les *maladies des organes respiratoires,* le bain turc agit de préférence sur les *affections des membranes muqueuses.*

C'est ainsi que, dans la *laryngite,* la voix se rétablit plus facilement que par un traitement purement local. Dans la *bronchite,* l'irritabilité et la toux se calment et les crachats se dégagent plus facilement. Dans l'*asthme bronchial,* la violence des attaques diminue considérablement, et, par suite du dégonflement des muqueuses bronchiales, l'échange de l'oxygène pendant la respiration devient plus parfait. Mais qu'on n'oublie pas que, par suite de l'irritabilité excessive des nerfs respiratoires, l'application du bain, dans ces cas, exige des précautions exceptionnelles. Aussi faut-il, en même temps, l'emploi de remèdes calmants et dérivatifs.

Si le malade souffre d'un *emphysème* franchement déve-
loppé, les bains soulageront un peu le malade par le dégonflement de la muqueuse respiratoire, mais ils ne serviront à
rien pour changer l'atrophie des cellules aériennes, qui
constitue sa maladie.

Quant aux *épanchements pleurétiques*, soit aqueuses
(hydrothorax), soit purulents (empyème), les bains turcs
aident beaucoup à la résorption, surtout si on combine avec
le traitement balnéaire un régime lacté rigoureusement
exécuté. On observera alors, conforme à l'augmentation des
sécrétions de la peau et des reins, une diminution progressive, mais notable de l'exsudation. Néanmoins, dans des
cas d'épanchement trop considérable, la vie du malade ne
peut être sauvée que par une ponction, qui est souvent sans
danger, si on l'entreprend à temps.

Les médecins des hôpitaux de Londres ont fait de nombreuses applications des bains turcs dans la *phthisie pulmonaire*, et, en effet, en ont retiré des résultats bien favorables :
la toux et l'oppression se calment, les crachements de sang et
les transpirations nocturnes diminuent, la faiblesse générale
du malade et son amaigrissement s'améliorent. Dans des cas
où on arrivait plus tard à des autopsies, on remarquait que
le progrès et le développement anatomique du mal s'étaient
arrêtés, les abcès et les excavations dans le tissu pulmonaire
se trouvaient *en partie* cicatrisés et remplis de brides d'un
tissu cellulaire. Il nous semble presque que ces observations
se rapportent de préférence aux *pneumonies chroniques, in-
flammations circonscrites des lobes supérieures des poumons*,
qui produisent quelquefois un ramollissement et une suppu-
ration du tissu pulmonaire et qui, par les excavations consé-
cutives à cette inflammation lente, gagnent une ressemblance
frappante avec la phthisie tuberculeuse. Toutefois, leur pro-

gnostic est de beaucoup plus favorable ; car, dans les cas de *tuberculisation pulmonaire*, on trouve la même dégénerescence du tissu disséminée dans les différentes régions du corps. C'est, du reste, un fait constaté que l'usage des bains turcs dégage les poumons, en délivrant l'organisme plus vite des produits usés et en favorisant une absorption plus considérable d'oxygène par la peau.

Nous voyons, au surplus, que la nature fait des efforts analogues pour soulager les poumons, en provoquant chez ces malades des transpirations abondantes et colliquatives ; mais ces efforts, accompagnés d'une réaction fébrile violente, épuisent le malade, tandis que les transpirations, résultant de l'emploi des bains turcs, se font sans le moindre effort fébrile et font cesser les transpirations hectiques. Selon l'expérience de M. Urquhardt les bains turcs d'une température très-élevée conviennent le plus dans la phthisie pulmonaire, comme ils détournent les congestions vers la peau de la manière la plus complète.

Parmi les affections des *organes digestifs*, le *catarrhe chronique de l'estomac*, convient le plus à ce traitement et c'est un fait d'une grande valeur pratique, car il exerce souvent une influence délétère sur l'ensemble de la constitution, en endommageant la nutrition du corps. On obtient, de même, des résultats très-favorables dans le traitement du *catarrhe* des *intestins*, des *coliques*, des *diarrhées chroniques* avec des sécrétions anormales de bile. En provoquant, sans fatigue pour le corps, des transpirations abondantes, on diminue la congestion vers les muqueuses intestinales et corrige les sécrétions de leur appareil glandulaire. La circulation plus active, produite par ce traitement, fait disparaître la *pléthore abdominale*, les *varicosités*, la *constipation habituelle*. Dans la majorité des cas, l'*hyperémie du foie* est le produit d'une excrétion insuffisante des produits carbonatés, suite d'une inactivité de la peau. Les bains turcs soulagent aussi les *coliques hépatiques*, en favorisant l'expulsion des calculs biliaires, ils raccourcissent la durée des *jaunisses*, les différentes *altérations des fonctions* et du *tissu du foie*, les *hypertrophies du foie* et de la *rate*, les *fièvres intermittentes rebelles*. Toujours semble-t-il rationnel et nécessaire de combiner avec leur usage l'application des eaux alcalines de Vichy, Vals, Carlsbad ainsi que les différents traitements spécialement indiqués; cette combinaison thérapeutique hâtera le résultat définitif favorable.

Si l'action de la peau est défectueuse, les *reins*, surchargés par l'élimination excessive des produits usés de l'organisme, se congestionnent et deviennent catarrheux. C'est pourquoi les personnes qui ont la peau fonctionnant imparfaitement ont toutes les *urines troubles*.

Quelles sont, à présent, les changements des urines après le bain turc? Le même jour, on en constate de très-importantes, en ce sens que le poids spécifique des urines s'augmente, qu'elles deviennent troubles et épaisses, qu'elles déposent un précipité composé de tripelphosphates, de cellules d'epithèle mortifié et de mucosités glandulaires. Mais le lendemain, elles redeviennent normales et de beaucoup plus claires qu'avant le bain, car alors la peau reprend ses fonctions physiologiques d'une manière plus complète. C'est pourquoi on observe une influence favorable du bain turc, non-seulement dans le *catarrhe renal*, mais aussi dans la *pyélite* (inflammation suppurative du bassinet rénal) qu'elle soit compliquée de calculs rénales ou non, dans les *coliques néphritiques*, les *cystites*, l'*hypertrophie* de la *prostate* et même dans certaines formes de *rétrécissements* d'urètre.

Dans les deux dernières maladies, un traitement chirurgical convenable est, du reste, indispensable.

L'*albuminurie* et l'*hydropisie* consécutive dérivent, dans la majorité des cas, d'une suppression plus ou moins considérable des fonctions de la peau. Les bains turcs, combinés avec un régime lacté strictement exécuté, offrent la thérapeutique la plus rationelle et la plus efficace de cette grave affection; quoiqu'on ne soit pas en état de changer les altérations que le tissu rénal a déjà subi, on arrêtera pourtant son altération ulterieure, et on verra sous peu une diminution de la proportion de l'albumine dans les urines, des cylindres microscopiques de fibrine qu'elles contiennent, ainsi qu'une augmentation de leur poids spécifique. Ce dernier était trop réduit par suite de la rétention morbide des sels urinaires dans le sang.

Si l'*hydropisie* dépend seulement d'une stagnation dans la circulation des veines abdominales, les bains turcs agissent favorablement; si elle dérive soit d'une altération organique du cœur, soit d'une désorganisation avancée d'un des organes essentiels à la vie, l'amélioration qu'on atteint ne sera que passagère. L'*obésité maladive* se modifie plus vite en combinant le traitement selon le système Banting, avec l'usage des bains turcs. M. Banting, du reste, reconnaît lui-même leur efficacité.

Les bains d'air chaud relèvent d'une manière remarquable les fonctions du *système nerveux*. Si l'échange organique est défectueux, si les substances usées par la combustion vitale, les produits carbonatés, sont retenus dans le sang, il en résulte un affaiblissement considérable des centres nerveux, du cerveau, du cervelet, de la moëlle, du nerf grand sympathique. Nous avons constaté que les bains turcs activent cet échange, et qu'ils diminuent, par conséquent, les congestions des organes cités et tonifient leurs fonctions. C'est ce qui explique leur influence salutaire dans la *Spermatorrhœ,* les pertes séminales excessives, l'*hypocondrie,* l'*hystérie*, les *spasmes* et *convulsions,* les *paralysies rhumatismales* et hémiplégiques. C'est ainsi qu'ils modifient favorablement les affections *péripheriques* du système nerveux, peu importe qu'ils aient un caractère névralgique, spasmodique ou paralytique, comme la *migraine,* la *sciatique,* le *lumbago.* On combine favorablement avec leur emploi le galvanisme en appliquant le courant constant.

Dans *l'aliénation mentale,* les médecins spécialistes anglais ont noté des résultats nombreux et surprenants par l'emploi des bains. Il existe encore un groupe de maladies, des *ganglions centrales* du *nerf grand sympathique,* assez imparfaitement étudiées jusqu'à ce jour, ou l'application simultanée du galvanisme avec les bains turcs semble quelquefois d'un grand effet thérapeutique. Nous y comptons entre autres l'*atrophie musculaire progressive,* la *maladie* de *Basedow,* cette combinaison bizarre d'exophthalmie, de goître et d'hypertrophie du cœur, le *rhumatisme noueux (rheumarthritis)* ; peut être faut-il y ranger aussi le *diabète.* Qu'on essaye aussi leur influence dans des états morbides dépendant d'une *altération* de la *composition* du *sang,* comme dans la *diathèse urique* et *phosphatique,* l'*urémie,* la *leukémie.*

Beaucoup de *maladies de femmes* dépendent d'une circulation veineuse trop lente et d'une congestion passive consécutive dans les organes digestifs et sexuels, entre autres la *métrite chronique,* le *catarrhe utérin,* la *leukorrhoe,* même la *stérilité* et une *disposition* prononcée pour des *fausses couches.* Les bains turcs contribuent à corriger ces altérations en rétablissant l'équilibre troublé et en détournant les congestions sanguines des organes *souffrants.*

Quand aux *maladies inflammatoires, aigues, fébriles,* on a

essayé de préférence les bains turcs dans les *pleurésies,*
pneumonies et le *rhumatisme articulaire aigu,* et on a pu se
convaincre que, par suite de leur emploi, la marche de ces
affections s'abrégeait; que la fièvre, la gêne respiratoire, les
douleurs se diminuaient; que leur résolution, par des transpirations abondantes et critiques, s'effectuait plus promptement. On sera de même en droit d'appliquer ce traitement
à quelques formes de maladies suraiguës avec un danger de
vie imminent, comme au *choléra,* la *fièvre jaune,* l'*hydro-
phobie,* la *diphthérie,* où un traitement exclusivement mé-
dicamenteux reste trop souvent insuffisant. -

En faisant passer dans cette courte revue les principales
formes de maladies, dans lesquelles les bains d'air chaud
donnent une chance plus probable pour une guérison
prompte et complète, que la thérapeutique habituelle seule,
nous avons le droit de nous étonner qu'il n'existe jusqu'à
présent dans aucune ville de la France un établissement de
bains turcs. Et pourtant, ce système balnéaire fonctionne
déjà en Angleterre depuis longtemps, en Allemagne et en
Suisse depuis quelques années du moins, et se répand partout dans une proportion étonnante. En Angleterre même
la *médecine vétérinaire* en tire des résultats surprenants. A
Londres et dans la campagne, on soigne avec beaucoup de
succès les maladies les plus variées du bétail et des animaux
domestiques par ces bains, qui remplacent aussi avantageusement l'ancienne méthode du *trainage des chevaux de
courses.*

Cet oubli est d'autant plus surprenant que les bains turcs
n'offrent pas seulement une excellente méthode de traitement,
mais de même un très-avantageux placement de fonds, car
l'expérience prouve que ces établissements surpassent tous
les calculs par leurs produits financiers, et qu'une fois

convenablement établis, leur rendement est des plus profitables. Il y a des bains à Londres qui donnent jusqu'à 60 % par an. Leur entretien exige peu de frais quant au chauffage, linge, mobilier. Mais il faut que l'établissement soit spacieux, qu'il soit tenu avec une propreté excessive et que le personnel qui y fonctionne soit irréprochable.

Nous avons le droit d'espérer que le magnifique bain turc, qu'une Société d'actionnaires vient d'ouvrir à la rue du Temple à Nice, sera, sous tous les rapports, une digne introduction de ce système balnéaire en France et qu'il trouvera, sous peu, des reproductions également parfaites dans les principales villes de l'Empire ! Car c'est le devoir impérieux, dans notre temps de progrès humanitaire, pour l'état et les médecins qui le servent, de ne rien négliger de ce qui peut être utile au soulagement de l'humanité malade.

APPENDICE

———•———

Quoique nous ayons effleuré toutes les questions qui se rattachent à l'usage et aux effets des bains turcs, nous ne voulons pas finir cette courte esquisse sans dire quelques mots sur le *régime alimentaire* le plus approprié à l'homme en santé, ainsi qu'aux personnes affectées de maladies chroniques. Il n'y a peut-être aucune question de l'hygiène contre laquelle on pèche plus souvent, quoique les recherches chimiques et physiologiques de nos jours aient éclairé beaucoup de questions qui s'y rattachent. C'est précisément cette négligence, qui explique la fréquence et l'extension surprenante que les maladies de l'estomac et des organes digestifs ont prise dans ce dernier temps.

Il y a trois points importants à résoudre dans cette étude.

1° La *question du temps*, quant les repas doivent se faire ; 2° la *température* des aliments ; 3° leur *qualité* et *quantité*.

I.— Quant aux temps et aux intervalles des repas, on peut constater de grandes différences nationales. Tandis que les légions romaines, luttant comme des lions, soit à l'extrême Orient, soit au Nord ou à l'Occident, se soutenaient par un repas dans les vingt-quatre heures, on trouve des pays modernes, entre autres le midi de l'Allemagne, où on fait très-souvent par jour des petits repas. En France et en Angleterre, au contraire, on ne prend que deux repas par jour.

En général, le retour de l'appétit correspond à l'énergie et l'activité de l'échange organique et du mouvement vital dans notre corps. Le nourrisson a besoin toutes les deux à trois heures du lait maternel ; l'enfant exige d'être nourri toutes les quatre à cinq heures ; l'adulte est suffisamment alimenté par deux repas dans les vingt-quatre heures ; pour le vieillard, un repas par jour suffit généralement. Concernant l'homme adulte, il faut que le temps de ses deux repas soit convenablement réglé. On mettra le plus utilement le déjeûner entre neuf et onze heures, le dîner entre cinq et sept heures, car il faut un intervalle de huit heures. Pendant ce temps, l'estomac est en état de finir sa digestion et de jouir encore d'un repos de quelques heures, bien nécessaire pour lui rendre l'énergie et la force digestive qu'on exige de lui. De petits repas souvent répétés sont nuisibles et fatigants pour la muqueuse et leurs glandes, qui subissent alors facilement une altération morbide de leurs sécrétions ; il en résulte une irritabilité nerveuse de l'organisme entier et un affaiblissement prononcé à la suite de l'acte de la digestion, qui devient plus ou moins fatigant, tandis que le but de l'alimentation exige de régénérer et de conserver l'organisme avec le moins de fatigue possible.

II. — Concernant la *température* des aliments, on a le droit d'affirmer, que la majorité des hommes mange *trop chaud !* Certainement, il faut une certaine élévation de la température à la surface interne de l'estomac, pour que la digestion se fasse convenablement ; mais le travail mécanique et chimique, auquel l'estomac est soumis par suite de cet acte y suffit, et si on élève cette température par l'introduction répétée d'une nourriture chaude, composée de bouillon, de thé, de café et de tisanes chaudes, etc., on affaiblit la muqueuse digestive, l'estomac se gonfle, il en résulte des flatuosités, de la constipation habituelle, des catarrhes de l'estomac et des intestins. L'homme dans l'état primitif ne mangeait rien de chaud, le nourrisson refuse toute nourriture d'une température plus élevée que le lait maternel, l'animal domestique se détourne instinctivement, si on lui offre un aliment quelconque qui est chaud. On fera donc bien de quitter autant que possible, l'usage nuisible que la civilisation a introduit dans nos habitudes, de commencer chaque repas avec une assiette de bouillon ou d'une soupe bouillante, et de les remplacer plus avantageusement par quelques cuillerées de gelée de viande froide. L'analyse chimique prouve encore que le meilleur bouillon ne contient plus de quinze à seize parties d'extrait de substances organiques, pour plus de neuf cents parties d'eau chaude ! En général, une nourriture *solide* est de beaucoup préférable à la nourriture liquide, car elle charge l'estomac d'un travail de gymnastique musculaire, très avantageux à la conservation de sa force digestive. Le vrai tonique de l'estomac est la *glace*, soit qu'on la prenne après ou entre les repas, ou qu'on fasse avaler de temps à autre des pilules de glace vive. La glace absorbe les gaz qui se forment dans l'estomac et le dégonfle ; elle ôte la congestion trop prononcée de sa muqueuse après la digestion et fait disparaître, en conséquence, comme par enchantement, cet état de malaise général qui suit si souvent l'acte de la digestion. C'est ainsi qu'elle prépare l'estomac d'une manière plus complète à la répétition de son travail.

III. — Quelle est la *qualité* de la nourriture que l'homme exige ? La nature l'a fait *omnivore*, en le destinant tout aussi bien pour la nourriture végétale qu'animale. La formation de ses dents tient la moyenne entre les herbivores et carnivores et la même proportion existe pour la longueur de ses intestins. Les intestins ont plus de longueur chez les herbivores (par exemple, chez le brebis : vingt-huit fois la longueur du corps), le moins chez les carnivores (trois fois la longueur du corps chez la chauve-souris), tandis que chez l'homme, ils occupent *six* fois la longueur de son organisme.

Mais en dehors de ces considérations anatomiques, l'examen physiologique et chimique prouve le besoin d'une nourriture *mixte* pour l'homme. La perte journalière, que notre organisme subit, s'élève presque à un quatorzième de son poids, il faut remplacer cette perte d'une manière convenable par une nourriture qui contient de l'eau, des sels, des corps gras, des matières albuminoïdes. Si on voulait suffire à cette perte par une nourriture purement végétale, il faudrait en introduire des quantités trop considérables, qui pèseraient trop lourd dans nos intestins : il faut donc un *mélange* convenable d'alimentation végétale et animale, appropriée au genre de vie qu'on mène, aux occupations, aux forces, à l'âge, au climat où on séjourne, ce qui constitue moins une question de mathématique que d'observation individuelle, de laquelle dépend souvent le bien-être de notre existence, le degré de nos forces physiques et intellectuelles. Quant à la *quantité* de la nourriture qu'on exige, elle dépend aussi de l'âge (le plus grand besoin de nourriture existe pendant la croissance, le plus petit dans la vieillesse) du sexe (plus faible chez la femme), de la saison (plus fort pendant l'hiver, où, par suite de l'air froid, que nous respirons, l'acide carbonique et l'urée, que nous secernons, augmentent), du climat (le besoin de nourriture augmente d'une manière constante de l'équateur jusqu'au Pôle du Nord), du tempérament (les personnes d'un tempérament sanguin et colérique ont plus d'appetit que les phlegmatiques et mélancoliques), de l'occupation (tous les efforts musculaires augmentent le besoin de nourriture), enfin de tous les moments qui ont une influence marquée sur l'activité de notre échange organique, du mouvement vital en général.

Que chacun s'occupe donc avec une attention plus active de contrôler et de rectifier les conditions physiques de son existence ; le progrès de l'humanité n'y saurait que gagner !

Nice. — Typographie V.ᵉ E. Gauthier et Cᵉ